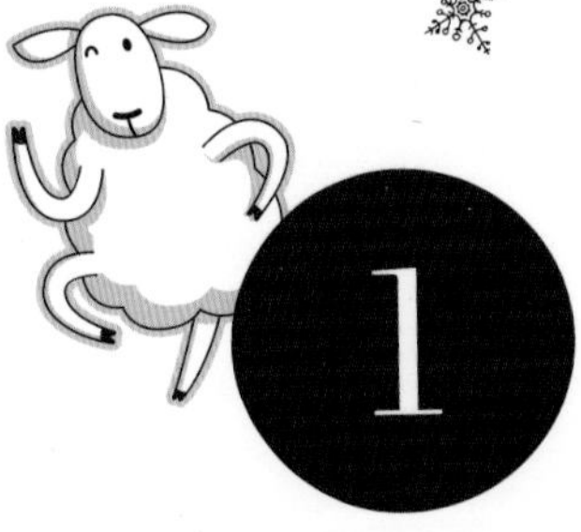

Der Advent bewegt!

Starten Sie mit Bewegung in den Advent! Eine Haltestelle früher aussteigen, das Auto ein paar Kilometer vor dem Ziel parken, die Treppen nehmen. Wer gleich zwei Stufen auf einmal nimmt, tut noch etwas für sein Herz-Kreislauf-System.

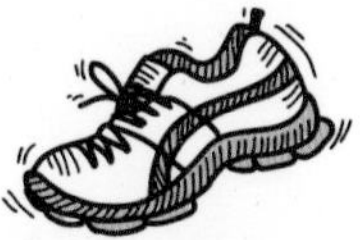

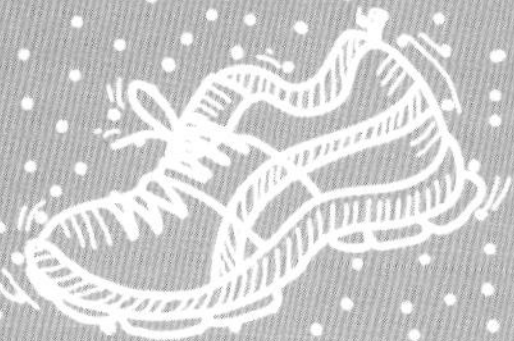

2

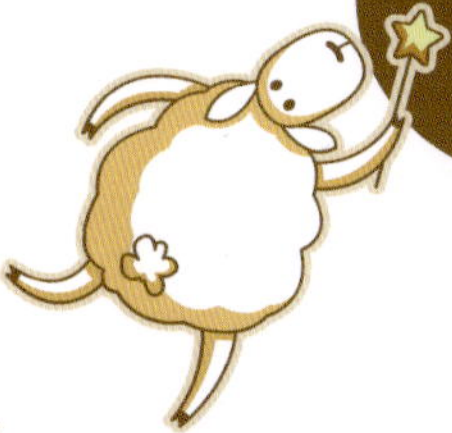

Gemeinschaft schenkt Kraft

Vielleicht gibt es auch in Ihrer Stadt oder Region einen „lebendigen Adventskalender“. Seien Sie dabei! So lernen Sie neue Menschen in Ihrer Umgebung kennen. Das erweitert den Horizont und stärkt die Seele!

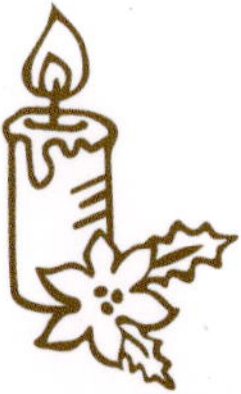

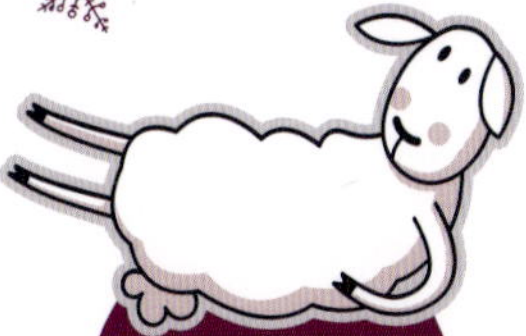

3

Fit im Advent

Trainieren Sie Ihre Bauchmuskeln mit Sit-ups! (Auf den Rücken legen, die Beine hüftbreit öffnen und anwinkeln, die Fußsohlen am Boden halten. Arme neben den Körper, Bauch anspannen, Oberkörper aufrichten.) Regelmäßig angewendet, killt das die Fettpölsterchen.

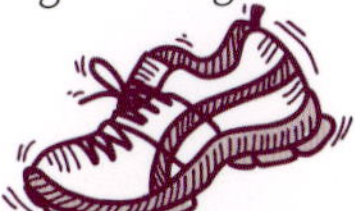

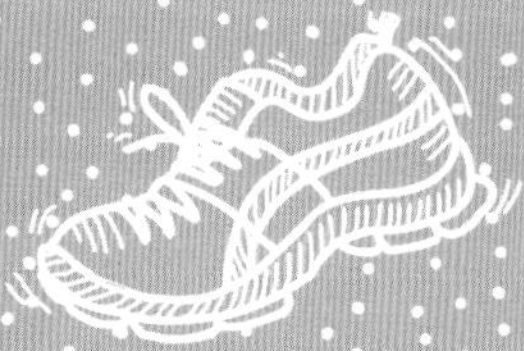

4

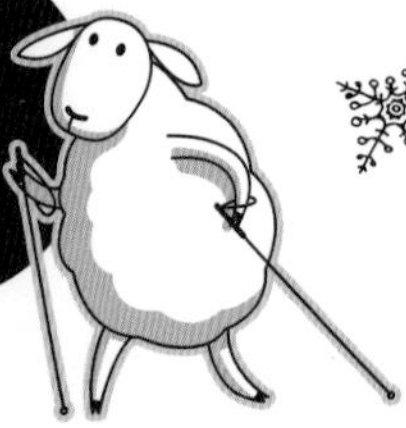

St.-Barbara-Spaziergang

Der heutige Tag ist Anlass für einen langen Winterspaziergang auf der Suche nach Weiden-, Kirsch- oder Forsythienzweigen. (Erkennen Sie die Gehölze auch ohne Blätter im Winter?) Zu Hause in der Vase sollen die Zweige zu Weihnachten ihre Blütenpracht entfalten.

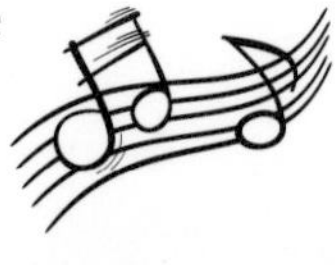

5

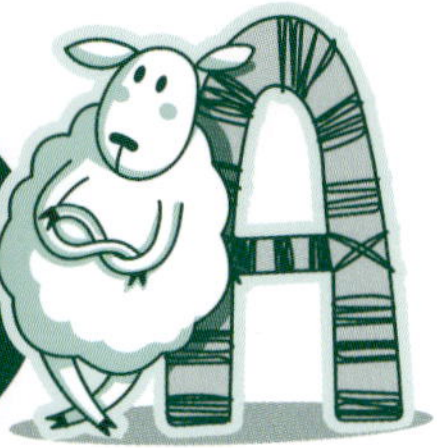

Adventskranz zur Konzentration

Schreiben Sie die Buchstaben eines langen Begriffs, z. B. Adventskranz, untereinander – links von oben nach unten und rechts, mit genug Abstand, von unten nach oben. Finden Sie nun Wörter, die jeweils mit dem linken Buchstaben beginnen und mit dem rechten enden. Das fördert Konzentration und Kreativität.

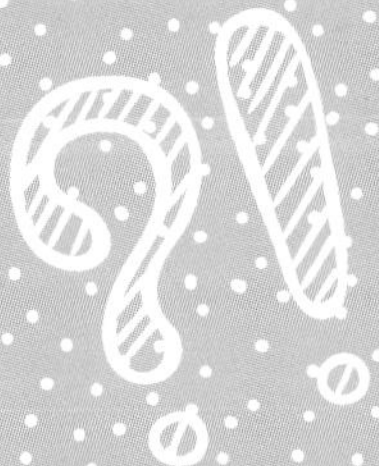

6

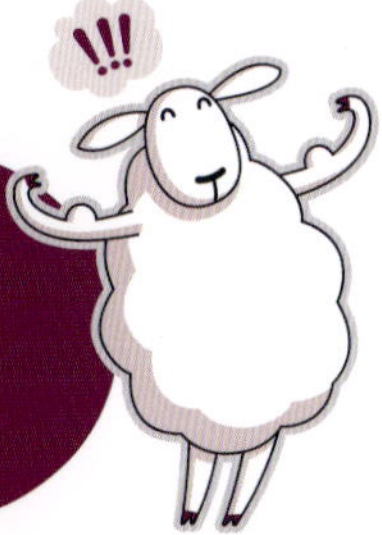

Das St.-Nikolaus-Zielwerfen

Kennen Sie die Legende vom hl. Nikolaus, als er drei Mädchen half, indem er Goldkugeln in ihr Zimmer warf? Hätten Sie das auch geschafft? Üben Sie bei einem zünftigen Schneeball-Zielwerfen! Das trainiert Arme, Augen und Koordination.

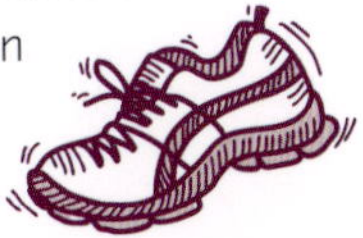

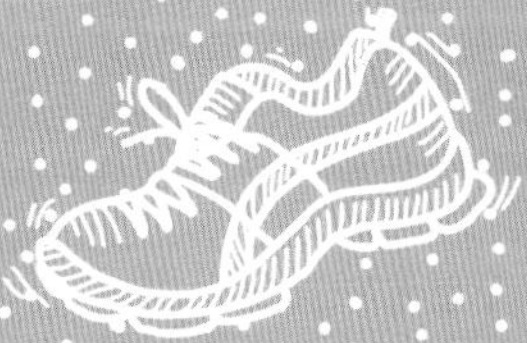

7

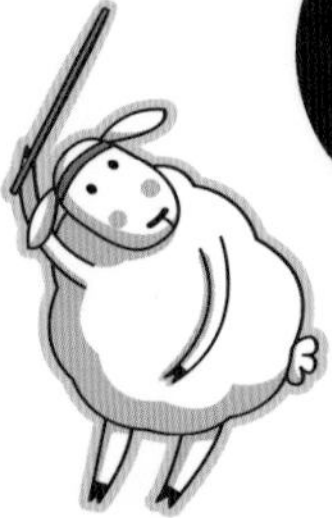

Kreativ spielen

Überführen Sie Strandspiele in den Schnee! Wir wär's mit Wikingerschach? (König = Schneemann, umzuwerfende Holzklötze = kleine Schneetürme, Wurfhölzer = Feuerholz. Spielfeld mit Naturmaterialien markieren.) Spaßfaktor und ausreichend Sauerstoff garantiert!

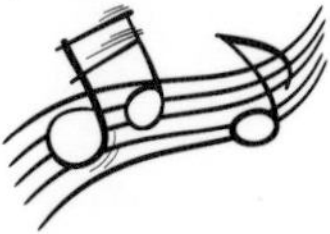

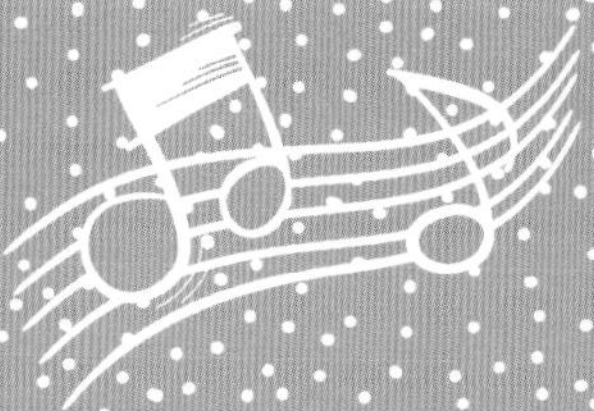

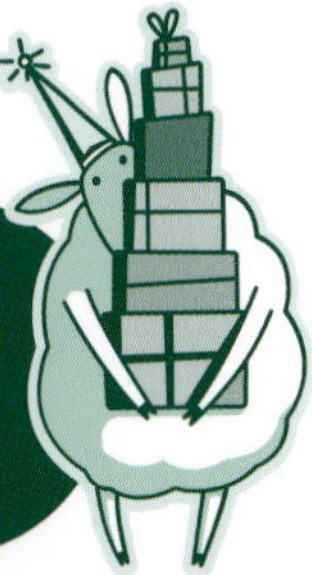

8

Nichts vergessen vor Weihnachten

Für Kreuzwort- und Weihnachtsrätsel ist niemand zu jung! Stöbern Sie in der Kirchenzeitung, Zeitschriften oder im Internet nach passenden Herausforderungen für Ihre grauen Zellen! Das verbessert die Allgemeinbildung und trainiert Ihr Gedächtnis!

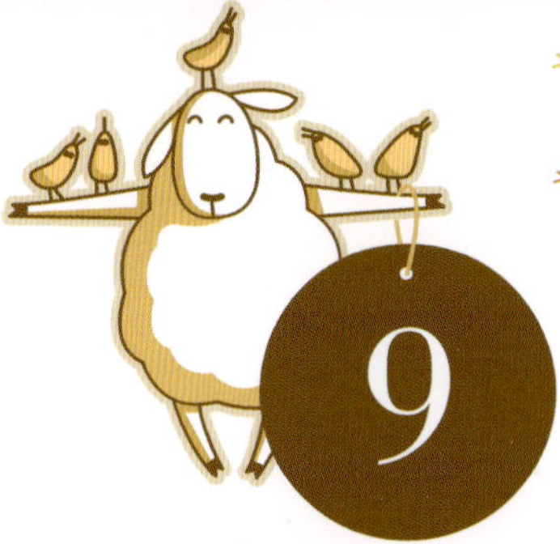

Die Seele baumeln lassen

Gegen Stress im Advent hilft eine Auszeit zur Entspannung und Besinnung. Verbringen Sie einen Tag oder sogar ein ganzes Wochenende auf einer Adventsfreizeit, im Kloster oder in der Region. So tanken Sie neue Kraft.

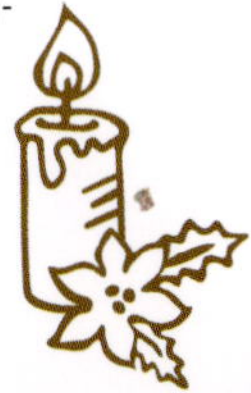

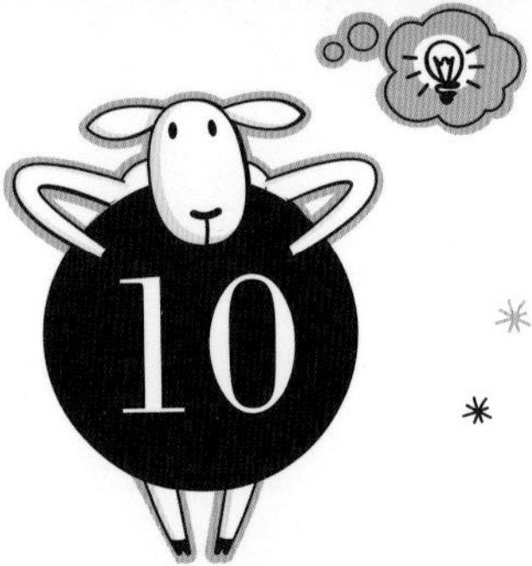

Die andere Adventsmusik

Stellen Sie zwei Adventslieder mit Emojis dar, und schicken Sie das Quiz an Freunde und Verwandte zum Lösen. Treffen Sie sich digital und gestalten Sie ein Konzert. Garantiert ein Spaß für alle! Nebenbei fördern Sie Ihre Kreativität.

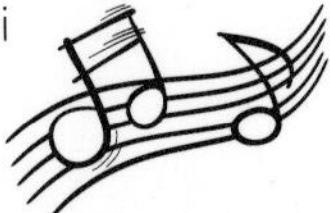

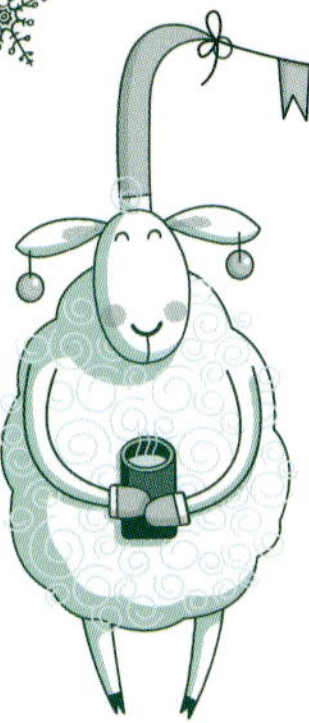

Merken bis Weihnachten

Sprachen lernen schult das Gedächtnis! Lernen Sie bis Weihnachten jeden Tag den frohen Gruß „Gesegnete Weihnachten“ in Sprachen der Menschen, denen Sie begegnen könnten. Übrigens lautet „Frohe Weihnachten“ in der Sprache Jesu, dem Aramäischen, *Etho Bricho*.

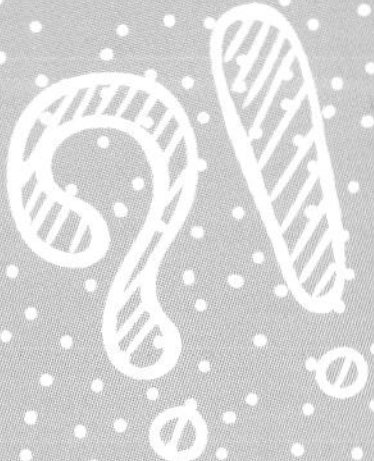

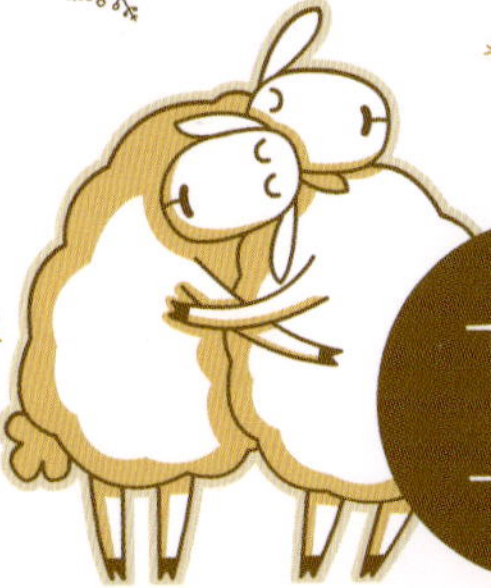

12

Streicheleinheiten für die Seele

Nehmen Sie einfach mal wieder jemanden in den Arm oder streicheln Sie ein Haustier! Berührungen tun einfach gut, ob Ihrem Haustier oder Partnern, Freunden und Familienangehörigen, denn so wird das Kuschelhormon Oxytocin freigesetzt.

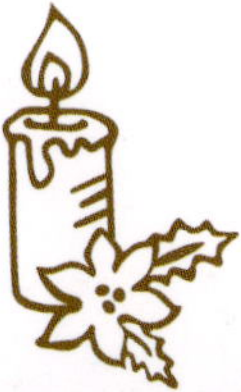

13

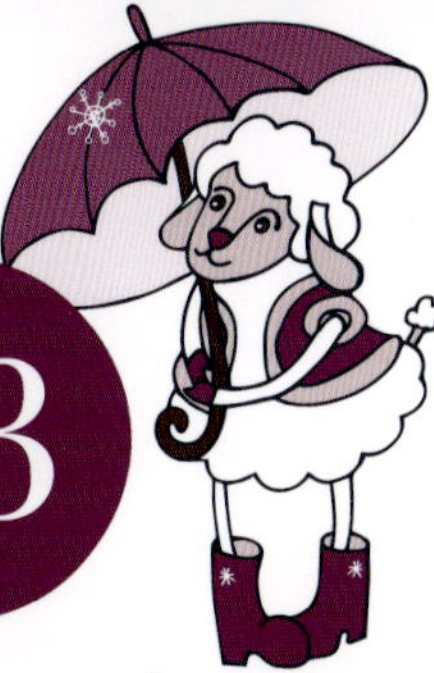

Musikalischer Winterspaziergang

Was ist romantischer als eine Dorfkirche im Advent, vielleicht sogar im Schnee? Entdecken Sie für ein Adventskonzert eine kleine Kirche in Ihrer Umgebung, und auf geht's zu Fuß!
Das belebt und macht
Kopf und Herz frei.

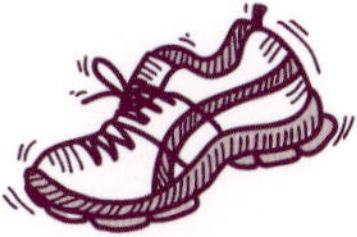

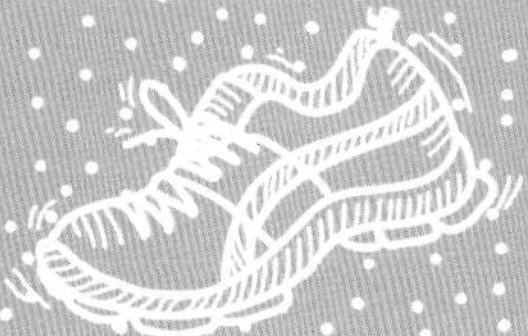

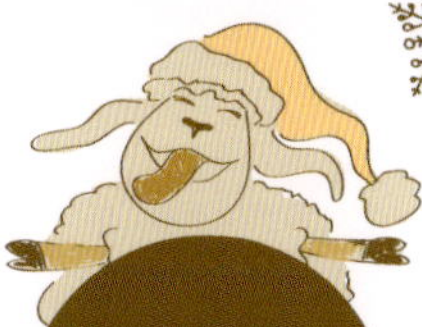

14

Gute Laune im Advent

Schneiden Sie vor dem Spiegel Grimassen, ziehen Sie z. B. die Mundwinkel nach oben. Lachen ist dabei nicht nur erlaubt, sondern erwünscht! So heben Sie Ihre Stimmung, trainieren mehrere Gesichtsmuskeln und bleiben jung.

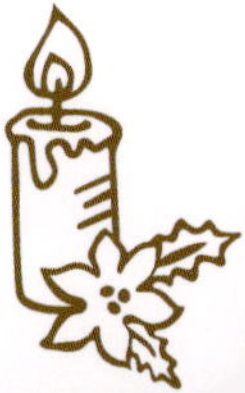

Gehirnjogging vor dem Naschen

Für alle Plätzchenliebhaber: Machen Sie eine Liste Ihrer Lieblingsplätzchen. Nun verteilen Sie diese in Silben kreuz und quer auf einem Blatt, ähnlich wie bei einem Silbensuchrätsel. Kopieren Sie die Blätter und lassen Sie Freunde raten, welche Plätzchen sich hinter den Silben verbergen.

?!

16

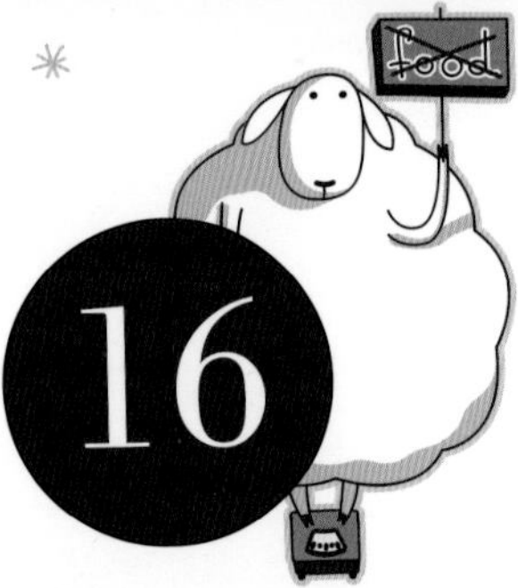

Bauch weg zu Weihnachten

Naschereien im Advent zeigen sich schnell auf der Waage. Legen Sie daher Obst- und Gemüsetage zum Entschlacken ein, kombiniert mit gesundem Dinkel!
Das wusste schon die hl. Hildegard.

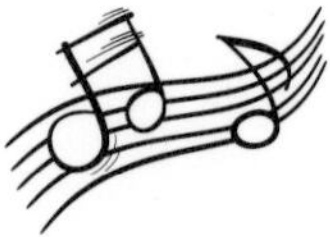

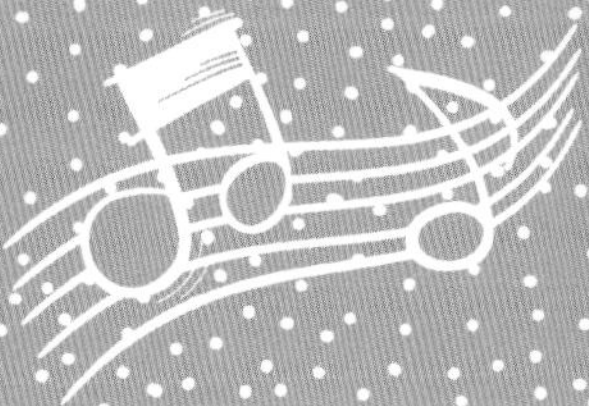

17

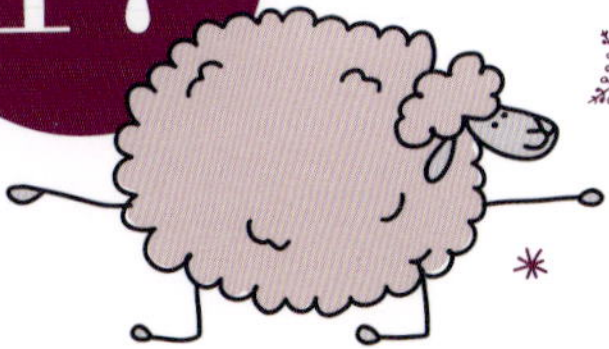

Tierischer Advent

Machen Sie morgens zur Dehnung im Vierfüßerstand abwechselnd einen Katzenbuckel und einen Pferderücken. Zur Dehnung im Schulterbereich hilft Folgendes: Mit den Händen auf Brusthöhe an den Türrahmen fassen und den Brustkorb nach vorn schieben. Alles 10 x wiederholen.

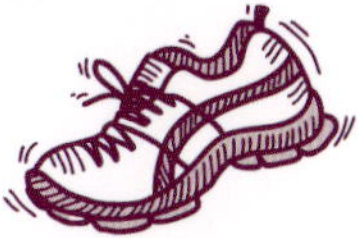

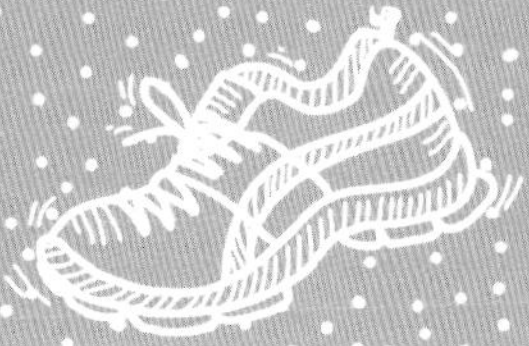

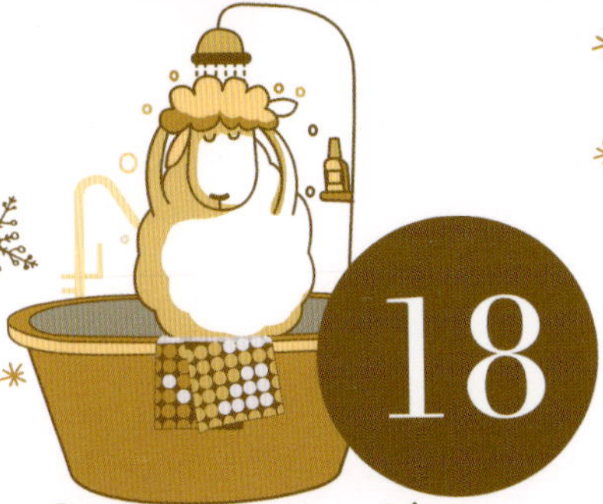

Balsam für Körper und Seele

Die vielen Termine und Besorgungen im Advent können schnell anstrengend werden. Gönnen Sie sich daher am Abend ein schönes Kräuterbad: Arnika, Fichte und Rosmarin entspannen die Muskeln, Lavendel, Patchouli und Sandelholz die Seele. Das sorgt für Wohlbefinden.

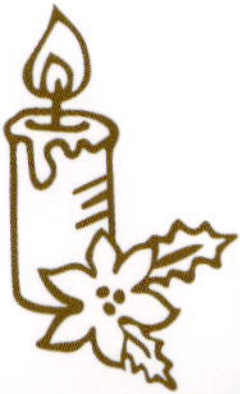

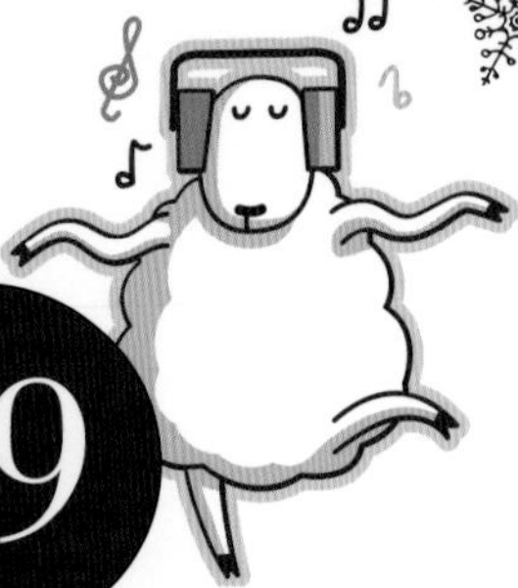

19

Wissen schenkt Kraft

Noch 5 Tage bis Weihnachten. Lernen Sie jeden Tag eine Strophe von „Stille Nacht, heilige Nacht“ auswendig. Das hilft beim Verinnerlichen! Und: Wenn beim vollen Weihnachtsgottesdienst kein Gesangbuch oder Liedzettel mehr da ist, können Sie trotzdem mitsingen.

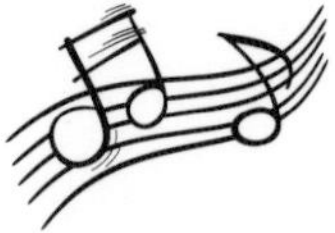

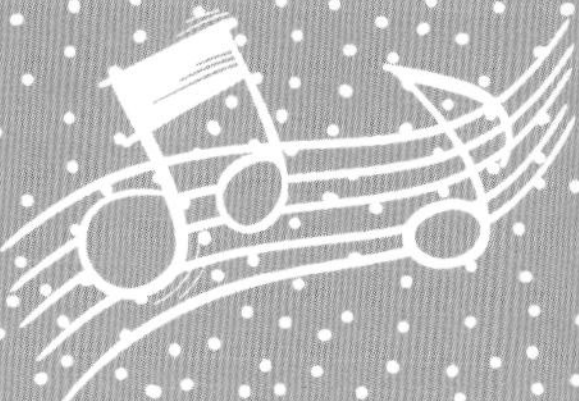

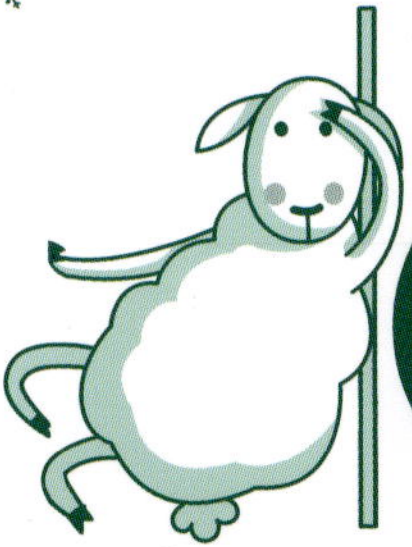

20

Wandsitzen und Kopfnuss knacken

Überlegen Sie sich 10 (oder gar 24?) Begriffe zum Thema Winterwetter, während Sie ohne Stuhl an der Wand „sitzen“. Das strafft die Oberschenkel, sorgt für eine gerade Haltung und trainiert überdies den Geist.

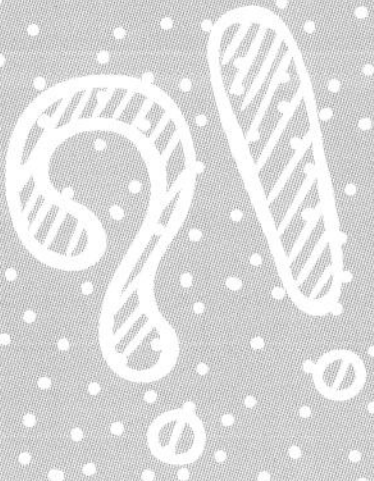

21

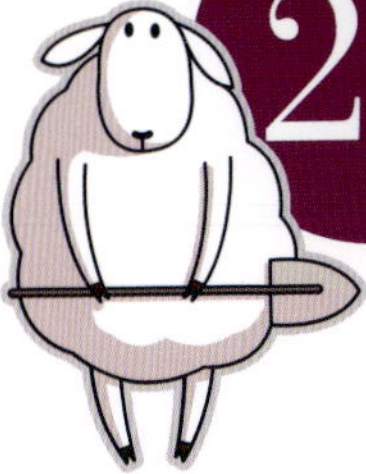

Schneeschippen hält fit

Liegt bei Ihnen schon Schnee vor der Tür? Wenn ja, nehmen Sie die Schaufel und schippen Sie Schnee (aber schieben, nicht heben!). An schneefreien Tagen funktioniert auch Nordic Walking. So sparen Sie sich das Fitness-Studio.

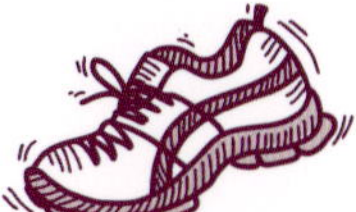

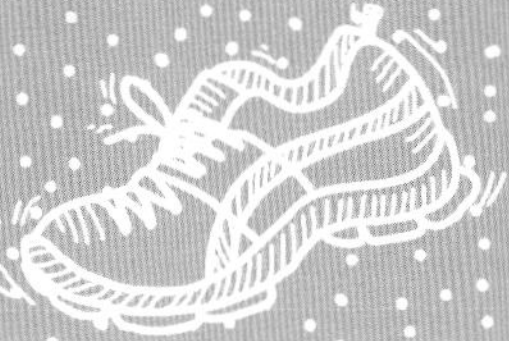

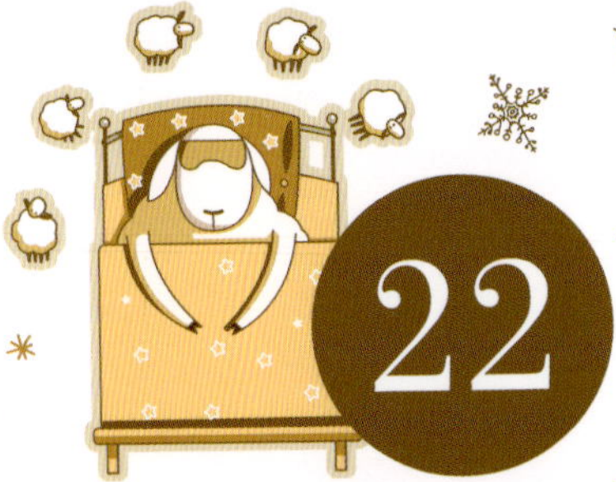

Ein Schläfchen in Ehren

Nutzen Sie den meist erholsameren Schlaf vor Mitternacht und gehen Sie an den Tagen vor dem Fest früher ins Bett. Dann stecken Sie die oft kürzeren Nächte an den Feiertagen besser weg. Ausreichend Schlaf fördert die Gesundheit und stärkt die Abwehrkräfte.

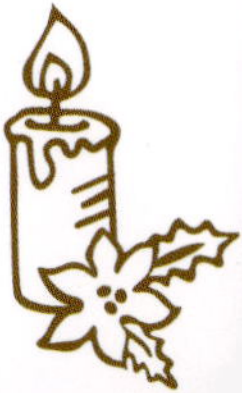

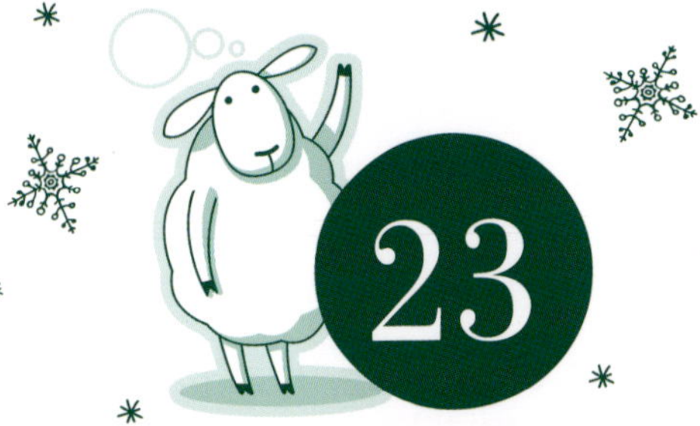

Schnee-Zungenbrecher

Zungenbrecher trainieren die Konzentration! Sprechen Sie Zungenbrecher vielleicht beim Schneeschippen vor sich hin: *Sieben Schneeschipper schippen sieben Schippen Schnee* und auch rückwärts *Sieben Schippen Schnee schippen sieben Schneeschipper.* So ist Schneeschippen nicht stupide!

?!

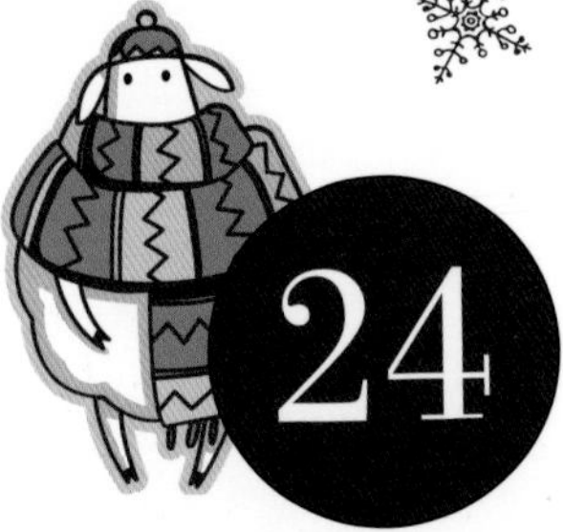

Neu vernetzt im Advent

Nehmen Sie einen neuen Weg zum Weihnachts-Gottesdienst. So werden neue Denkverbindungen in Ihrem Gehirn geknüpft, und Ihr Blick weitet sich. Und ganz sicher treffen Sie Gemeindeglieder, mit denen Sie ins Gespräch kommen können.

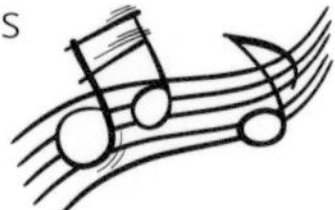

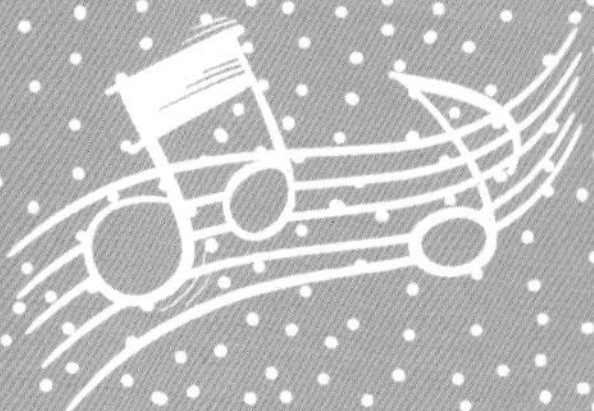